bodybuilding

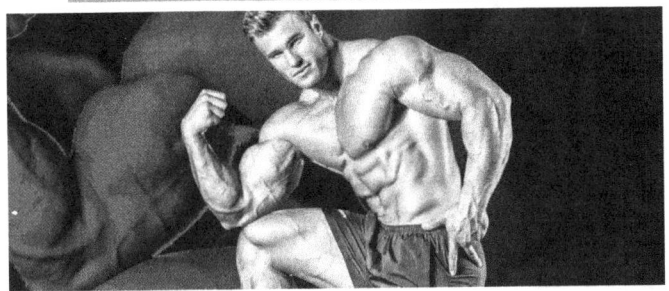

O Guia para Construir o Corpo final
Corpo final
Arnold Yates

Esperar! Antes de continuar .... Você gostaria de gostaria de têm acesso a livros <u>Kindle gratuitos</u>?

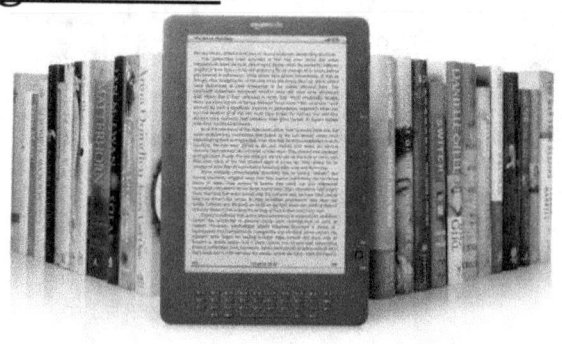

Se você respondeu sim, então <u>CLIQUE AQUI</u>
Há um <u>bÔNUS LIVRE</u> no final do livro!
Ir para o fim do livro para obter o 10% desconto
e para me dar a sua imagem.

table of contents

CAPÍTULO 1

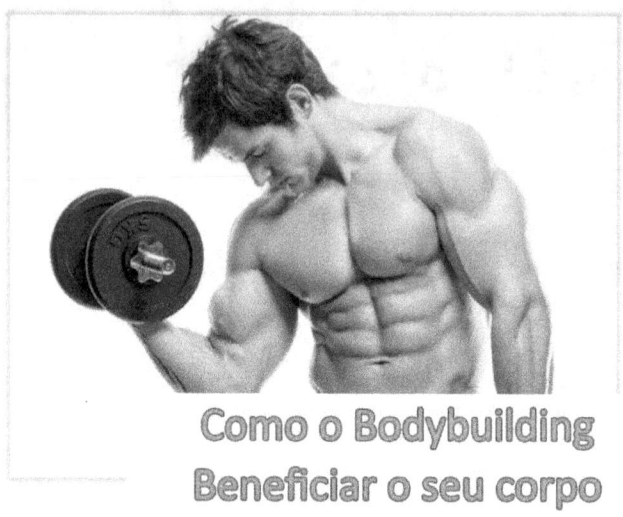

Como o Bodybuilding Beneficiar o seu corpo

Construir os músculos e ficar em forma é o sonho de cada um de nós. Além de um bom sinal de saúde, um corpo em boa forma torna-se ideal e atraente. Na musculação, treinamos nosso corpo para construir músculos através da promoção e impulsionar o crescimento muscular natural através de exercícios sabiamente planejadas e alimentação saudável.

Em tempos mais antigos, moldar ou a edificação do corpo foi considerada como um esporte, mas agora tornou-se uma mania, uma tendência ou uma forma mais do que um esporte ou profissionalismo. Na verdade, musculação é uma técnica para construir músculos bonitas e poderosas através de exercícios de resistência progressiva.

Diz-se também que a musculação não só constrói grandes músculos, mas também treina mentes. Na musculação, dia progressão após dia dá-lhe a auto-confiança e auto-estima que não só fortalece o corpo, mas também sua mente. Ser um instrutor de fitness, eu me treinado por atitude ao treinar o meu corpo.

No início, você pode achar musculação uma experiência assustadora, devido à sua rotina cansativa tradicional e sua mentalidade no sentido de musculação. Se você tem um pouco de conhecimento sobre musculação, então você vai logo se cansou de seus exercícios de rotina e considerá-lo um quebra-cabeça que você não pode resolver.

Contrariamente a isto, se você tem um grande entusiasmo para musculação e você tem um conhecimento suficiente sobre este esporte e benefícios, então o ímpar de sucesso é de 80% (como há muito mais para saber sobre musculação para obter 100% de sucesso neste campo como Eugen Sandow, Arnold Schwarzenegger, Ronnie Coleman, Jay Cutler e muitos mais). Através de exercícios e planejamento adequado, você pode obter um corpo inspirador e atraente.

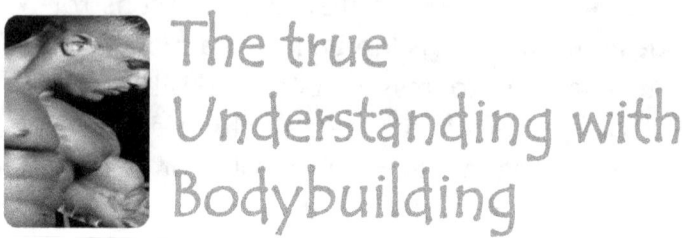

The true Understanding with Bodybuilding

Se você acha que o fisiculturismo é mais do que o corpo sobre extremamente musculoso, então você está no caminho certo com um pouco de conhecimento sobre fisiculturismo. Na verdade, musculação é uma arte em que você grava ou desenhar os músculos através de uma certa duração da formação sincero, intelectual ou emocionalmente-se a ligação com a sua paixão e a orientação certa.

O conceito inicial de musculação começou a partir de levantamento de pedras na antiga Grécia e Egito. povo grego foram se destacou em moldar seus corpos, embora sem muito boas técnicas. As pessoas daquele tempo utilizado para focar cada vez mais forte em vez de definir os músculos.

A musculação moderna é a forma desenvolvida de musculação antiga. O fisiculturismo profissional desenvolvido no século 19 na Europa (Inglaterra). Eugen Sandow é considerado o pai do bodybuilding que é hoje.

Sandow levou a fundação de colocar os músculos do corpo antes da audiência e pouco promovida lo para as próximas gerações. Bodybuilding tem uma grande fama na década de 1950 e 1960, quando a Federação Internacional de musculação foi fundada.

Na década de 1970, Arnold Schwarzenegger foi um popular e o mais famoso fisiculturista daquela orelha. Muitos esteróides anabolizantes e outras substâncias semelhantes foram introduzidos em que o tempo e tem fama em pouco tempo.

Profissionalmente, bodybuilding requer planejamento, grande luta, resistência, potência, diferentes técnicas e entusiasmo. A história tem visto um grande número de fisiculturistas que se provaram as pessoas notáveis e incríveis de sua idade / era. Eles tinham dedicado tudo o que tinham para a sua profissão e sucesso. Eles usado para treinar os seus músculos com um plano de batalha já definido para seus treinos.

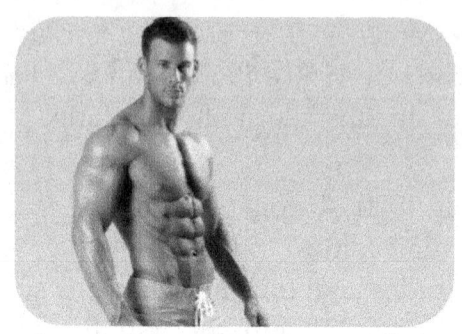

Como o Bodybuilding Beneficiar seus músculos

Além de ser um esporte profissional, os benefícios de musculação, de várias maneiras, como ele constrói músculos maiores e queimar gordura para dar-lhe um corpo quente e deslumbrante. O treinamento com pesos faz você olhar melhor e diferente dos outros. atividades saudáveis como exercícios são uma maneira de ficar em forma e saudável. Os benefícios dos exercícios como musculação não pode ser descrita em apenas palavras. Você pode entender o significado de ficar saudável, se você alguma vez sofreu de uma condição de saúde.

Aqui estão alguns dos benefícios do treinamento de peso ou musculação:

Melhoria da saúde física e mental
músculos do corpo maiores, juntamente com o aumento da força física

Reforço da auto-confiança e auto-estima

Ficar apto e saudável para a vida e dizer adeus a doenças como a diabetes, doenças cardiovasculares, estresse crônico, baixo nível de energia e hipertensão

Uma melhoria da produção de hormônios

O aumento da massa corporal devido aos músculos e ossos mais fortes mais duras

Melhor postura e redução da gordura corporal que afeta a sua personalidade

redução dos riscos de doenças infecciosas

resumo

Através de formação adequada, você aprende como fazer uma decisão certa no momento certo. Como o treinamento do peso, exercícios de musculação ou treinamento de resistência, envolvem movimentos precisos controlados para cada grupo muscular, portanto, estes exercícios aumentam a amplitude de movimento e força dos músculos envolvidos em exercícios. Exercícios realizados para a construção de seus músculos aumentar a taxa metabólica de repouso e ajudar seu corpo a queimar gordura corporal desnecessária.

A forma do corpo melhor não só lhe dá uma pose melhor, enquanto sentado e em pé, mas também aumentar a auto-confiança e auto-estima. Uma melhoria da saúde global através de musculação leva para produzir músculos mais novos e mais fortes que são maiores do que antes (devido ao aumento do número de tecidos musculares).

 Na musculação, nós treinamos nossos músculos através de meios mais duras para aumentar a hormônios de construção muscular e processo de construção muscular. Os músculos ultrapassadas são danificados durante exercícios de alta intensidade e são naturalmente reparado enquanto descansamos. Os músculos danificados / ultrapassadas são utilizados ou removida do corpo através de processos novos e diferentes músculos tomar o lugar dos que estão aumentados em número e mais forte do que antes. Isso é como musculação melhora e fortalece os músculos do corpo.

O treinamento com pesos para construir músculos, melhora a nossa saúde em geral que leva a uma vida livre de doenças crônicas, como problemas cardíacos de saúde, diabetes, obesidade e muitos mais. Exercícios são a melhor maneira de lutar contra condições crônicas de saúde de uma forma natural. Na musculação, um fisiculturista treina seus músculos para promover a produção de hormônio do crescimento e outros hormônios que são responsáveis pelo crescimento muscular e força. Através da combinação de exercícios aeróbicos e anaeróbicos, um fisiculturista mantém sua / seu peso pela queima de gordura corporal desnecessária e através do desenvolvimento de músculos fortes e bem definidos. O treinamento adequado de musculação te faz maior, mais forte e não exclusivo do gigante.

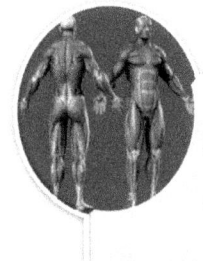 anatomia muscular
e Crescimento
hormônios

TIPOS DE MÚSCULOS

O nosso corpo contém uma variedade de músculos que são de diferentes formas e características. Estes músculos são diferentes um do outro no que diz respeito aos diferentes tarefas e estrutura, tais como os músculos cardíacos, músculos lisos, e nos músculos esqueléticos.

OS MÚSCULOS CARDÍACOS

Os músculos cardíacos (involuntários) são responsáveis pela contração e relaxamento do coração em fim de gerar batimentos cardíacos e são encontrados em coração só.

MÚSCULOS LISOS

músculos lisos são encontrados dentro das paredes de nossos órgãos do corpo, como estômago, esôfago, vasos sanguíneos, uretra, útero, intestino, bexiga, e os brônquios.

SKELETAL MUSCLES

Os músculos esqueléticos são os músculos, que são responsáveis por movimentos esqueléticos como locomoção e são responsáveis pela manutenção da postura corporal. Nossos músculos esqueléticos controlar cada ação que nós conscientemente realizar tais como andar, sentar, correr e comer, porque estes são os únicos músculos voluntários ou músculo estriado que podem ser controlados voluntariamente em nosso corpo. Os músculos esqueléticos estão ligados a dois ossos que se deslocam ao longo de uma articulação, a fim de executar o movimento dos órgãos contendo ossos mais próximos uns dos outros. Através de um treinamento de resistência contínua, músculos esqueléticos são capazes de se adaptar a uma determinada situação ou forma depois. No que diz respeito à velocidade de contração músculos esqueléticos são divididos em dois tipos;

• contração lenta
• contração rápida

músculos de contração lenta exercem pouca força, enquanto contratação prolongado. Estes músculos são de cor vermelha como eles rica em capilares, mitocôndrias e mioglobina. músculos de contração lenta pode transportar oxigênio excessivo e, portanto, eles sustentam a atividade aeróbica e são alimentadas por reações aeróbias usando as gorduras e hidratos de carbono como combustível.

músculos de contração rápida pode contrair rapidamente com mais força, mas a fadiga breve / rapidamente, são responsáveis por força muscular e aumento da massa. músculos de contração rápida são alimentados por reações anaeróbias.

Compreender a Muscle Hormônio do crescimento

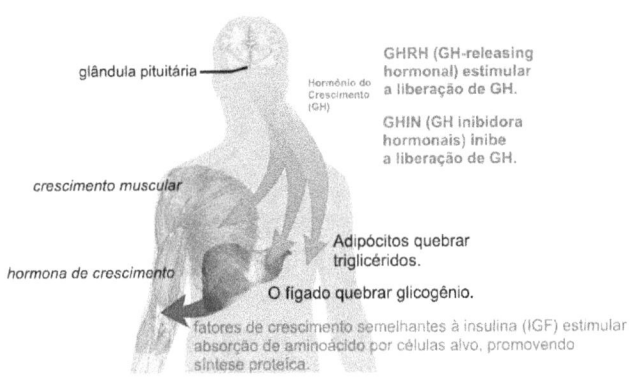

glândula pituitária

Hormônio do Crescimento (GH)

GHRH (GH-releasing hormonal) estimular a liberação de GH.

GHIN (GH inibidora hormonais) inibe a liberação de GH.

crescimento muscular

hormona de crescimento

Adipócitos quebrar triglicéridos.

O fígado quebrar glicogênio.

fatores de crescimento semelhantes à insulina (IGF) estimular absorção de aminoácido por células alvo, promovendo síntese proteica.

Existem diferentes tipos de hormônios que estimulam nossos humores diferentes e sistemas do corpo para funcionar corretamente. As nossas hormonas corporais desempenham um papel chave no crescimento muscular. Em geral, os hormônios são as secreções de secretores chamados glândulas. Os hormônios responsáveis pelo crescimento são geralmente conhecidos como hormona do crescimento ou hormônios do estresse.

Além crescimento muscular, hormona de crescimento também são responsáveis pelo crescimento ósseo e outras funções que eles estimulam outras glândulas para secretas suas secreções. A quantidade de um hormônio secretado por uma glândula depende do sexo, atividades físicas (exercícios e trabalhos de rotina) e alimentos que comemos. Sendo uma glândula mestre, glândula pituitária estimula ou regula outras glândulas que funcionam sob o controlo da glândula pituitária.

A glândula mestra estimula o hormônio do crescimento, sinalizando-os pela secreção de seus hormônios e é responsável pelo próprio crescimento físico. A hormona do crescimento aumenta a concentração de glicose e ácidos graxos livres em nosso corpo, que têm efeitos músculo-edifício em nosso corpo.

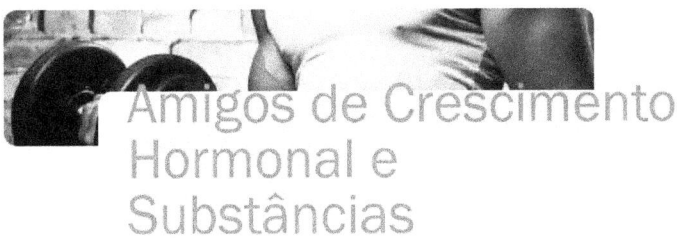

Amigos de Crescimento Hormonal e Substâncias

Nosso corpo tem alguns fatores que funcionam como hormona de crescimento. Esses fatores são conhecidos como fatores de crescimento de hepatócitos e do fator de crescimento de fibroblastos. hormona do crescimento ou hormônios como substâncias tais como o fator de crescimento de hepatócitos (HGF) eo fator de crescimento de fibroblastos (FGF) estimular nossas células satélites. células satélites do nosso corpo são as células que são estimuladas por factores de crescimento e migrar para o ponto de acção.

FATOR DE CRESCIMENTO HEPATOCYTE

fator de crescimento de hepatócitos regula a atividade das células por satélite e é responsável por causar células satélites para migrar para os músculos danificados, a fim de repará-las e regenerar músculos danificados.

DE CRESCIMENTO DE FIBROBLASTOS FACTOR

Fibroblastos reparos fator de crescimento danificados ou músculos feridos depois de praticar exercícios de alta intensidade e se machucar. fator de crescimento de fibroblastos tem o efeito regulador e estimulante sobre o sistema de reparo do nosso corpo é por isso que o fator de crescimento de fibroblastos está envolvido na angiogênese (cicatrização de feridas através da formação de novos vasos sanguíneos) e após o exercício.

TESTOSTERONA E CRESCIMENTO MUSCULAR

A testosterona é uma hormona esteróide anabólico e é secretado pelos testículos e ovários de macho e fêmea, respectivamente. No sexo masculino, a testosterona desenvolve tecidos reprodutivos masculinos (testículos e próstata), aumenta o crescimento do cabelo e aumento de massa muscular e óssea. O nível de testosterona em machos libertado é maior do que a fêmea da mesma idade.

sendo um esteróide anabólico testosterona tem efeitos anabólicos, tais como, responsáveis pelo crescimento linear, o crescimento dos músculos, força muscular e o aumento da massa óssea e força. A testosterona também está envolvido na maturação óssea. A testosterona aumenta a proteína dentro das células e nos músculos esqueléticos e, portanto, eles acrescentam massa adicional para o nosso corpo se estimulado por exercícios e outras atividades físicas.

HORMÔNIO DO CRESCIMENTO SINTÉTICA E SEU LADO NEGATIVO

Existem inúmeras pessoas que estão usando hormônios de crescimento sintéticos e alguns esteróides gravemente prejudiciais para entrar em forma e para construir músculos no mais rápido tempo curto para atrair e impressionar outras pessoas. Na verdade, essas pessoas estão se matando pela construção de seus músculos através de meios não naturais.

Nosso corpo é projetado para utilizar coisas naturais ou eles são hormônios produzidos naturalmente pelas nossas glândulas do corpo ou eles são os alimentos obtidos a partir de meios naturais, como plantas e animais, mas em algumas crianças e pessoas doentes, com nível de hormônio prejudicada por seu crescimento adequado, são prescritos para tomar hormônio de crescimento sintético.

Estes artificialmente produzidos ou feitos pelo homem hormônios (sintéticos) são fabricados para os fins de tratamento, não para as pessoas mais extravagantes. Esses hormônios sintéticos, se tomado por uma pessoa saudável, sem qualquer finalidade médica ou sem a prescrição de um especialista em saúde ou médico pode prejudicar gravemente ou deixe efeitos colaterais intratável. Por isso, precisamos manter a promover o nosso sistema do corpo para preparar este hormônio de crescimento natural para o crescimento muscular através de meios saudáveis, como se exercitar e comer / dieta saudável.

CONCLUSÃO

taxa de crescimento muscular pode ser aumentada de forma saudável através de dieta adequada e exercício de uma forma bem estruturada. Nossos hormônios do corpo são os fatores mais importantes que promovem o crescimento muscular naturalmente, porque eles ajudam na construção de músculos fortes e saudáveis rapidamente. Podemos regular a secreção desta hormona de crescimento por uma alimentação saudável e algumas atividades físicas eficazes. Nos homens, a taxa de crescimento muscular é maior do que as fêmeas, devido à mudança de sexo e outras necessidades físicas e habilidades. Se o seu corpo não secretam quantidades suficientes de hormona do crescimento ou hormônios como substâncias, em seguida, a suplementação pode ser adotado juntamente com um plano de exercícios eficaz e profissional. Se de alguma forma suplementação é necessária, então você deve consultar um médico autêntico ou um nutricionista antes de iniciar a suplementação com base na auto-prescrição.

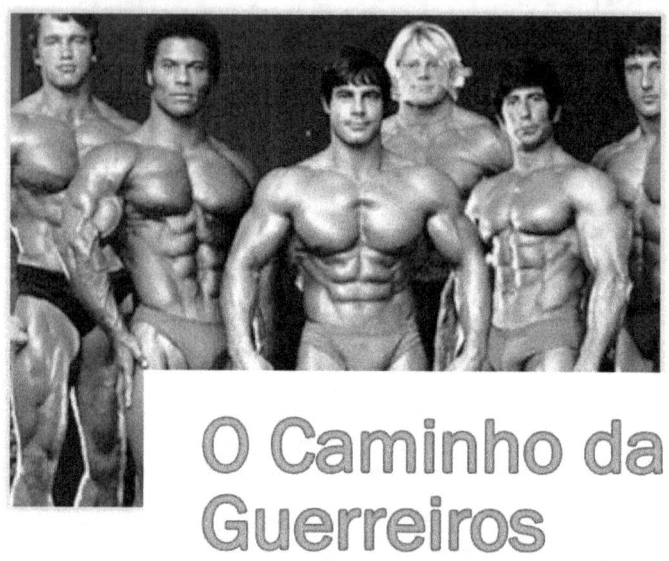

CAPÍTULO 3

O Caminho da Guerreiros

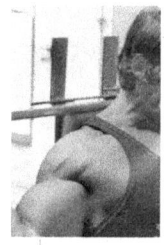

Formação e Treino
Estratégias de Legends

A história é o espectador das estratégias segredos de treino das lendas de sucesso de musculação, como Eugen Sandow, Arnold Schwarzenegger, Ronnie Coleman, Jay Cutler. Algumas das estratégias de treino secretos destes grandes lendas de musculação que dedicaram suas vidas para o sucesso são dadas em ideias curtas:

COMEÇAR UM CORPO MAIS MAGRO PRIMEIRA

Queimar tantas calorias como você pode, no início, para obter mais magro e um corpo bem em forma de. A formação adequada é a chave para construir e preservar músculos. Quase a maioria dos profissionais bodybuilders populares tido a mesma técnica de formação. De acordo com os grandes lendas de musculação, musculação com alta intensidade, três vezes por semana (dias não consecutivos) funciona muito bem para construir músculos maiores qualidade e corpo mais magro.

Fazer muito poucos exercícios de isolamento e se concentrar em movimentos compostos como puxar ups, lat pull downs, agachamento, deadlifts romeno, supino, mergulhos, imprensa do ombro, cabo de volta linhas e barra de volta linhas.

CARDIO

O tipo certo de cardio irá ajudá-lo a obter um corpo magro, com músculos bem definidos. Priorizar sessões mais curtas de alta intensidade mais sessões de baixa intensidade mais longos no final dos dias de levantamento de peso ou em dias de folga para obter resultados em curto espaço de tempo mais rápido que o esperado.

TREM MÚSCULOS MAIORES ANTES DE MENORES

homens lendários ll acreditava que grandes grupos musculares devem ser treinados antes dos menores. Hoje em dia nos ginásios, muitas pessoas jovens pode ser visto fazendo treinamento em ziguezague. Você pode observá-los treinar seus bezerros antes quads e bíceps antes músculos das costas. Na verdade, os músculos das costas são maiores do que bíceps é por isso que os músculos das costas precisam ser treinados antes de bíceps. Da mesma forma, a realização de exercícios leves antes dos exercícios mais pesados é o lado errado de exercícios. De acordo com a forma de exercício e alguns outros fisiculturistas mais populares de Arnold, movimentos mais pesados devem ser realizados antes movimentos mais leves na sessão de treino, como deadlifts antes lat pull downs, o agachamento antes estocadas e o supino antes dos flyes.

TOMAR A COMEÇAR COM EXERCÍCIOS NÚCLEO

Cabos, máquinas e exercícios de isolamento não exigem equilíbrio corporal suficiente, porque nestes exercícios, é necessário menos ou nenhum equilíbrio corporal. Por outro lado, de volta linhas, pressione cima, levantamento terra e agachamento deve ser realizada pela primeira vez, como mais técnica e equilíbrio corporal é necessário para executar estes exercícios corretamente.

COMPETE SEU ONTEM

Tente sempre fazer o seu melhor no dia seguinte da sessão de treino para derrotar o seu treino de ontem. Isso significa que você precisa executar com mais intensidade e entusiasmo melhor do que você fez ontem. Esta é a melhor maneira de melhorar em dias em vez de meses e este é o caminho secreto de formação dos fisiculturistas lendários da época passada.

DAR PRIORIDADE AOS TREINOS MAIS TÉCNICOS

Se você estudar alguns dos fisiculturistas premiados Olímpicos mais populares e profissionais, então você virá a saber que todos eles têm algumas maneiras secretas de construção de músculos monstro como Batman, Superman e outros super-heróis. Eu mencionei alguns dos elementos-chave mais importantes da construção de músculos maiores com um corpo mais magro. Praticar exercícios técnicos que exigem mais coordenação, poder, tempo, velocidade e técnica antes de exercícios simples é o caminho mais fácil para manter seu corpo energético em toda a sua sessão de treinamento.

SEJA CRIATIVO

Depois de aprender conhecimentos e técnicas de exercícios de musculação suficiente, você pode ligeiramente variar o ângulo de seu exercício para melhor tensão e alongamento dos músculos. Você pode aumentar a tensão em seus músculos, alterando sua aderência e postura pé.

COMBINAÇÕES DE SUPLENTES

Sua carreira de fisiculturista vai nas rodas de sua rotina de exercícios. Então, sempre a mudar estes pneus para correr esta carreira com segurança. Quero dizer mudar a sua rotina de exercícios, fazendo uma mudança bit pouco em sua combinação de rotina. Realizando plana banco e incline bench press uma combinação e banco inclinado imprensa e barra paralela mergulha outra combinação é uma boa mudança que você pode fazer em seu plano de exercícios.

NUNCA IGNORE SEUS PONTOS FRACOS

A maioria dos novos fisiculturistas idade construir o seu programa em torno de suas áreas fortes e quase negligenciar os seus pontos fracos. Priorizando seus pontos fracos para criá-los é difícil de fazer, mas é frutífera. Todos os fisiculturistas lendários priorizar seus pontos fracos para lutar contra a sua fraqueza e para trazê-los para cima.

PLANO DEVE ATENDER ÀS EXIGÊNCIAS CORRENTES

É importante para modificar o seu plano de formação ao longo do tempo à medida que avança, a fim de se manter motivado. Você não deve usar o mesmo plano que você fez quando era um novato. Seu plano de exercícios deve abordar suas necessidades presentes na jornada, sempre em progressão de musculação.

AUTO-DESOBEDIÊNCIA

Tentar controlar seus desejos internos para sair da formação para hoje, manter-se forte, e obriga-nos a seguir seus planos de rotina estrita. Auto-desobediência é a chave para o sucesso, porque a pessoa dentro de você às vezes quer fazer algo que você não deveria fazer naquele momento.

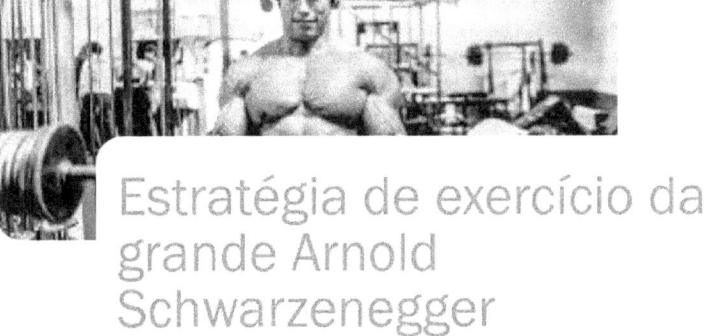

Estratégia de exercício da grande Arnold Schwarzenegger

Arnold ser mais popular eo melhor fisiculturista da sua idade acreditava no núcleo exercícios de peso livre, pesos pesados, técnicas de alta intensidade e exercícios de alto volume Schwarzenegger.

Se você quiser treinar como Arnold e outros fisiculturistas lendários populares, em seguida, seguir esta estratégia de formação;

- ♥ **Levantamento de pesos pesados:** o treinamento com músculos pesados com uma técnica adequada resulta em músculos maiores e mais fortes. Nesta sessão de treinamento, você tem que levantar o peso pesado o suficiente que você pode levantar mal ou seus músculos incapaz de levantar esse peso por mais de 8 vezes.
- ♥ **Alto Volume:** treinar um grupo muscular alvo com um elevado número de sets - geralmente 20-30 séries por grupo muscular é o exercício mais favorito e eficaz de todos os grandes fisiculturistas.
- ♥ **Minimizar máquina e isolamento exercícios:** exercícios com pesos livres compostos, tais como depressões paralelas de barras e barra / imprensa do ombro dumbbell, pull ups, levantamento terra, agachamento, barra e halteres encolhe os ombros, cabo lat pull downs e linhas de cabo sentado são a melhor manobra para construir uma corpo super humano. Minimizar máquina e isolamento

exercícios, porque estes exercícios não são relativamente eficaz.

♥ **Experimentação:** Experiência com a sua formação, alterando ligeiramente seus apertos, a postura do pé e ângulos para exercer mais força e esticar seus músculos como Arnold fez.

♥ **os bons hábitos:** selecionar alimentos saudáveis ricos em nutrientes e evitar comer maus alimentos ricos em calorias (mas baixa em nutrição), dormir o suficiente e expandir seu círculo social inspirá-lo a tornar-se mais popular entre eles que instila auto-confiança e auto estima.

♥ **Trabalhando em uma faixa de repetições:** trabalhar em uma faixa de repetições ajuda na construção de músculos saudáveis e mais fortes no mais rápido curto espaço de tempo. De acordo com fisiculturistas experientes e bem sucedidos como Arnold, um conjunto difícil de 6-8 reps é tão difícil quanto fazer um conjunto resistente de 20 repetições com menor peso. Fazer 20 repetições com pesos mais leves não é suficiente para construir músculos maiores que você pode construir com pesos pesados com 6-8 reps.

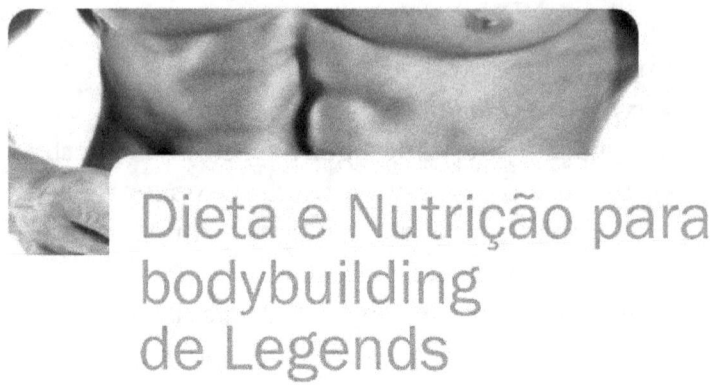

Dieta e Nutrição para bodybuilding de Legends

Se você está trabalhando no desenvolvimento de seus músculos, você provavelmente já sabe que trabalhar fora, por si só, não é suficiente. plano de dieta também é crucial. Comer como um construtor do corpo pode ajudá-lo a começar rasgado e perder peso extra se você mesclar esta dieta com a rotina de treino direita. A idéia básica é comer uma dieta cheia de proteínas e fibras, e pobre em carboidratos e gordura. Esta dieta também inclui comer muito mais frequência.

Quando se consideram os planos de dieta dos principais construtores de corpo, você vai observar que todos eles têm planos de dieta diferentes, com diferentes refeições, diferentes horários de refeição e diferentes macros, mas eles aderem aos mesmos princípios fundamentais. Vamos dar uma olhada no que algumas das estrelas fizeram com a sua dieta.

ARNOLD SCHWARZENEGGER

A 7 vezes Mr. Olympia seria concentrar-se principalmente em comer todo, alimentos naturais e ficar longe de alimentos que foram altamente processados. Alguns dos princípios que ele sugeridos são:

- ♥ Coma 5-6 pequenas refeições por dia
- ♥ Coma carboidratos 30 minutos após o exercício
- ♥ consumir 30 a 50 grs de proteínas com cada refeição
- ♥ Não evitar a gordura saturada devido ao fato de que aumentar os níveis hormonais
- ♥ Coma não mais de 3 ovo por dia
- ♥ Substituir carne de porco com aves e peixes
- ♥ Fique longe de açúcar - tem calorias vazias; comer legumes e frutas para hidratos de carbono como alternativa
- ♥ Use suplementos e shakes de proteína para obter a quantidade diária necessária de proteína

RONNIE COLEMAN

Coleman mudou muito no passado e ele revelou o seu menu diário para a construção do corpo em um par de ocasiões. Uma versão consiste em grãos de queijo, bem como aves, clara de ovo e carne bovina.

Ele também mostrou sua dieta durante cada um o seu trabalho fora do clipe de vídeo. Em um clipe de vídeo, ele come um monte de hambúrguer com cargas de molho de churrasco sobre tudo e bebe um mix / uvas suco de Sprite que acontecer a não ser realmente as refeições mais típicas quando você pensa sobre comer limpo.

Algumas das regras incluem 2 gramas de proteína por libra de peso corporal (600 gramas por dia e 100 gramas por refeição.) Ele come 6 refeições por dia e seus principais tipos de proteínas são frango, bife e Turquia.

JAY CUTLER

Sua meta de calorias é quase 4.700 por dia, tenta manter seus macros em torno de 40/40 / 20.Cutler também consome lotes de aves e de arroz integral, e afirma que cerca de 5-6 horas de seu tempo são gastos cozinhar e comer. Esse é um tempo ultrajante por dia e é muito mais complicado de se fazer constantemente que qualquer exercício.

Jay ainda desperta no meio da noite para comer mais, porque ele afirma que muitas vezes cai cerca de 10 libras, enquanto ele está dormindo. Quase todos os seus hidratos de carbono provenientes de carboidratos simples devido ao fato de ele diz que seu tamanho diminui com carboidratos complexos.

Alguns de seus planos de nutrição mais velhos incluídos abundância de aveia e batata-doce, mas seus planos atuais parece ter substituído-los com arroz branco e marrom. Ele consome aproximadamente 2 libras de frango e carne por dia e prefere 2 copos de clara de ovo a cada manhã com torradas Ezequiel.

DORIAN YATES

Yates sugere 1- 1,5 gramas de proteína por libra de peso corporal e sugere o dobro para os hidratos de carbono.

A sua recomendação de gordura é cerca de um terço da ingestão de proteínas. Alguém consumindo 300 gramas de proteínas seria obter 600 gramas de hidratos de carbono e 100 gramas de gordura para um total de 4500 calorias.

ESCOLHENDO O DIREITO DIETA

Antes que você possa chegar a um plano de dieta para começar com, você tem que saber onde você está. É essencial para descobrir uma técnica específica para manter o controle de seu percentual de gordura de peso e corpo. Peso por si só não vai dizer-lhe como você está fazendo e nem o percentual de gordura corporal, mas quando estes dois são misturados pode dar-lhe uma maneira bastante exata para monitorar sua massa gorda e massa corporal.

Se você não é capaz de manter o controle de como você está progredindo que vai ser difícil de fazer mudanças em seu plano alimentar específico, porque vai ser um desafio para saber se o peso que você ganha é de músculo ou gordura.

AMOSTRA REFEIÇÃO PLAN 2.500 CALORIAS

O que se segue é um exemplo de plano de dieta de 2.500 calorias. Um plano de dieta de 2.500 calorias é bom para alguém com um peso de 180 - 200 lbs. Se você peso inferior a 180, comer um pouco menos calorias. Se você pesar mais de 200 libras, comer um pouco mais calorias. Este plano representa que você sustentar um estilo de vida ativo.

Café da manhã	3 ovos omelete com espinafre + 1 xícara de aveia (550 calorias)
Almoço	O salmão selvagem + batata + brócolis (550 calorias)
lanche	50 gramas de proteína de soro de leite (250 calorias)
Pós refeição Workout	Frango + lentilhas + arroz integral (750 calorias)
Jantar	Nozes + queijo cottage (400 calorias)

CAPÍTULO 4

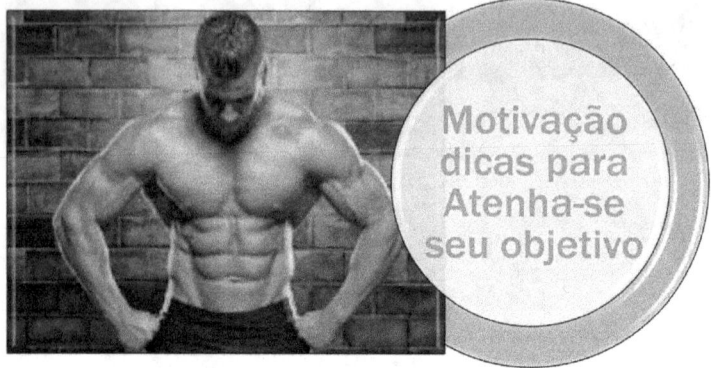

Motivação dicas para Atenha-se seu objetivo

CAPÍTULO 4 Se você está interessado em treinar seus músculos mais difícil e fazê-los em forma, então você tem que incentivar-se para a luta profunda e para ficar no caminho certo, porque várias coisas podem distraí-lo de seu objetivo.

Aqui estão algumas dicas que podem ajudar você a manter o seu objectivo:

AUTO-MOTIVAÇÃO

Auto-motivação é uma técnica para encorajar a si mesmo para ficar com a sua formação e totalmente concentrar no seu objetivo em vez de ser rasgado em dias. Inspire-se a partir das lendas de musculação e nunca pensar, "Eu não posso conseguir que o corpo", em vez você precisa pensar: "Por que eu não posso ter uma forma corporal como eles?"

Nunca desperdice o seu tempo na observação de outras pessoas; você deve focar o seu objetivo e exercícios em seu lugar.

Ouvir a sua música favorita e assistir filmes inspiradores pode motivá-lo a ficar no caminho certo e lutar duramente para conseguir seu goal.Listening a sua música favorita e assistir filmes inspiradores pode motivá-lo a ficar no caminho certo e lutar duro para Alcance seu objetivo.

EVITAR OVERDOSE

Evite exagerar ao se exercitar com seus pesos para construir músculos maiores e mais fortes. Praticar ou exercer mais do que sua capacidade pode degradar os seus músculos em vez de desenvolver. Exercitando mais do que sua capacidade, muitas vezes leva à fadiga que nos faz menos confiantes e reduz a agilidade física ao longo do dia. Praticar exercícios de alta intensidade como o trabalho com pesos no ginásio em dias consecutivos da semana pode destruir seus músculos ao invés de desenvolvê-los.

Evite exagerar, praticando com pesos pesados não mais de três dias por semana para recuperar e construir músculos mais recentes naturalmente.

ALIMENTAR O SEU CORPO, REDUZINDO A GORDURA EXTRA

Mantenha-se em forma e de-estresse, redução da gordura corporal desnecessária. gordura corporal desnecessária leva à baixa energia, enquanto levantar pesos para construir músculos maiores e mais fortes e retarda o processo de construção muscular também. Cada um dos ciente dos perigos da gordura corporal desnecessária, porque a gordura corporal desnecessária está associada a várias condições crônicas de saúde. Queimar gordura corporal desnecessária através de exercícios aeróbicos nos dias em que você pular o treinamento do peso. Esta é a principal técnica utilizada pelos profissionais mais populares. Simplesmente, construir músculos para queimar gordura corporal ou queimar sua gordura corporal para construir músculos mais fortes.

FOCO EM PROGRESSÃO

Tente não se concentrar em perfeição apenas se concentrar na sua progressão para ficar motivado. Concentrando-se em perfeição nunca permite que você altere as idéias sobre técnicas de musculação e mentalidades velhas. Fazendo um pouco de boas mudanças para exercer mais pressão sobre seus músculos ajuda a desenvolver músculos maiores e mais fortes mais rápido do que antes. Obtendo seus resultados esperados no tempo esperado é a conclusão bem sucedida de seu objetivo. Incidindo apenas sobre a perfeição vai ficar mais lento e mantê-lo em uma pista tradicional preguiçoso e idade que em breve distraí-lo do caminho certo.

RITUAIS DIÁRIOS

Faça alguns dos exercícios mais importantes como você rituais diários para manter seu corpo jovem, enérgico e flexível que é o espírito de exercícios. Aqui estão alguns exercícios que devem ser incluídos em seus rituais diários:

- alongamento ou exercícios de flexibilidade
- Um aquecimento adequado antes de seus treinos e warm-down após o treino para atingir um desempenho atlético
- exercícios de núcleo prática rotineiramente, uma vez que estes exercícios melhoram a força global e estabilidade do núcleo que leva a um grande equilíbrio e resistência muscular
- Medite por uma melhor concentração em seus treinos e melhorar suas habilidades internas

FAZ UM ALGORITMO DO SEU GRANDE GOAL

No algoritmo, um programador de computador divide um grande problema em diferentes problemas menores e resolvê-los sequencialmente. Da mesma forma, você só tem que dividir seu grande objetivo em diferentes menores e sequencialmente alcançá-los através de sua luta. Definir metas pequenas faz para deixá-lo sentir pena de o que você não realizar. Estabelecimento de metas mais fáceis e menores dá-lhe a verdadeira felicidade e faz você perceber que você pode alcançar um grande objetivo também. Por exemplo, definir uma meta como "Eu quero ganhar 20 libras em apenas 5 dias" vai decepcioná-lo e ele vai diminuir a sua auto-confiança e confiança.

TER UM OLHAR SOBRE SEUS ERROS

Não ignore seus erros, porque "um deles, que nunca se sente remorso por seus erros, permanece unreformed para a vida" ou "reforma é para aquele que admite suas / seus erros". Deixe que os outros (que são experientes e têm alcançado seus objetivos) para corrigir seus erros e tentar aprender com todos, mas se concentrar em seus objetivos decididos é a chave para ficar em seu objetivo e sucesso.

DIVIRTA-SE

Entreter-se, tendo um período de recuperação de pelo menos uma semana ou menos a cada dois / três meses para relaxar o cérebro da rotina duro e lutando. Passe o seu período de recuperação por não fazer nada simplesmente desfrutar de uma dieta saudável e saudáveis que visitam (sem exercícios em tudo apenas relaxar). Você pode praticar exercícios de meditação para aumentar a sua concentração e para despertar pré-consciência.

PARCEIRO DE TREINO

Um parceiro para a sua formação é o único que pode ajudá-lo a alcançar seus objetivos. Obter um parceiro de treinamento, porque um parceiro é a melhor motivação para você. Seu parceiro pode incentivá-lo quando ele sente que a tarefa é maior do que suas habilidades.

COMBINAÇÕES DE SUPLENTES

Sua carreira de fisiculturista vai nas rodas de sua rotina de exercícios. Então, sempre a mudar estes pneus para correr esta carreira com segurança. Quero dizer mudar a sua rotina de exercícios, fazendo uma mudança bit pouco em sua combinação de rotina. Realizando plana banco e incline bench press uma combinação e banco inclinado imprensa e barra paralela mergulha outra combinação é uma boa mudança que você pode fazer em seu plano de exercícios.

SEMPRE PENSAR SOBRE O GRANDE RECOMPENSA

Faça um plano de exercícios de rotina com uma combinação eficaz e manter sempre em mente a sua grande recompensa que você sempre quer alcançar através de musculação e, em seguida, iniciar os seus treinos. Pensando no grande recompensa antes de iniciar o treino todos os dias, incutir o verdadeiro espírito do desempenho atlético e entusiasmo.

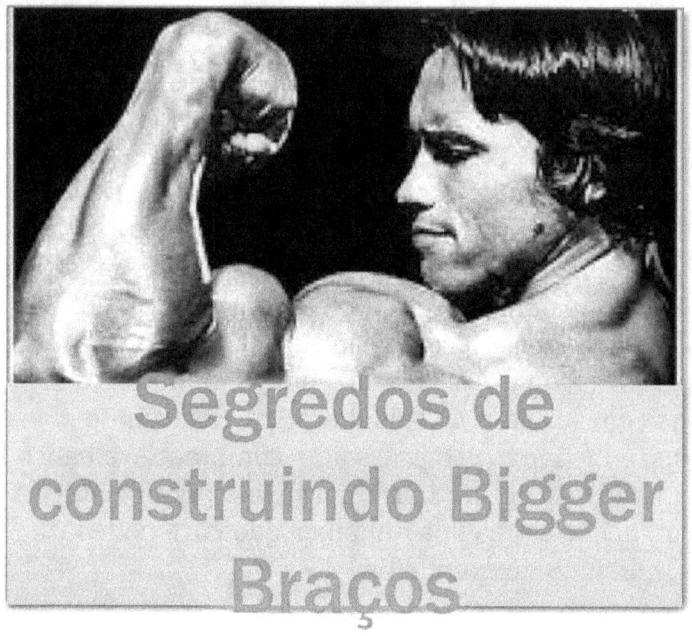

CAPÍTULO 5

Segredos de construindo Bigger Braços

Conforme descrito anteriormente que músculos maiores pode ser alcançado através de várias etapas, por isso temos de seguir todos esses passos construir armas maiores e bem definidos. Os segredos de desenvolvimento de braços maiores já revelados. Neste capítulo, vamos discutir uma forma adequada de desenvolver braços musculosos.

PASSO A PASSO DE PROGRESSO

As lendas de musculação adotado diferentes técnicas para construir armas maiores e mais fortes como todos eles têm diferentes mecânica do corpo. Portanto, você deve aprender alguns padrões de movimento e obter estágios iniciantes passado para compreender completamente os mecanismos do corpo e, em seguida, passar para o próximo objetivo. Se você construiu resistência, potência e coordenação muscular, então é o momento certo para se tornar um monstro, mas você ainda tem que lutar por isso. Para aprender várias técnicas de desenvolvimento de músculos incríveis e maiores braços especialmente maiores, você tem que gastar horas na academia. Para alcançar um desempenho atlético e construir braços de Hulk é necessário para desenvolver nível de base de força.

HIT THE IRON QUANDO ESTÁ QUENTE

Do not make haste in achieving your goal, because bigger dreams never come true quickly. Progression requires time and struggle, so you need to stick to your plan and working hard on workout techniques mentioned in previous chapters. Do heavy weight exercises first and low weight exercises later to focus on your arm muscles properly. The best mass-building exercises should be performed early in the workout to avoid low energy level and to perform your workout with ease and enthusiasm.

In the beginning, a workout seems like it really works, but after a while when your body becomes habitual to this workout, then the strength and growth of your arms or other muscles starts to slow down. It is the right time to change intensity and weights in your routine workouts. Doing the same workouts will stop the growth and strength of your muscles.

Here are some tips to develop bigger arms:

- Do a proper warm up as needed, but avoid take warm-up sets to muscle failure
- Choose a weight to reach muscle failure by the target reps
- Try to complete a set between 30 to 50 seconds, as the sweet spot seems to be between 30 to 50 seconds per set
- Do your one rep in 4 to 5 seconds to make your training much tougher and effective
- Void any sort of exercise on recovery days or off days (not even cardio exercises)

EXERCÍCIOS DE BRAÇO

Aqui estão alguns exercícios eficazes, com base na formação inspirado Arnold você deve executar;

tríceps barras paralelas mergulha 6-8 reps, 3-4 sets

bíceps rosca direta 6-8 reps, 3-4 séries

Fechar aderência supino 6-8 reps, 3-4 séries

bíceps halteres onda 6-8 reps, 3-4 séries

tríceps cabo pushdown 6-8 reps, 3-4 sets
bíceps cabo onda 6-8 reps, 3-4 séries
Esfera de jogo (opcional) 15-20 reps, 3-4 set

Terminar

Obrigado mais uma vez para fazer o download deste livro!

Espero que este livro foi capaz de ajudá-lo a melhorar sua saúde e físico.

O próximo passo é aplicar o que aprendeu e tomar enorme quantidade de ação.

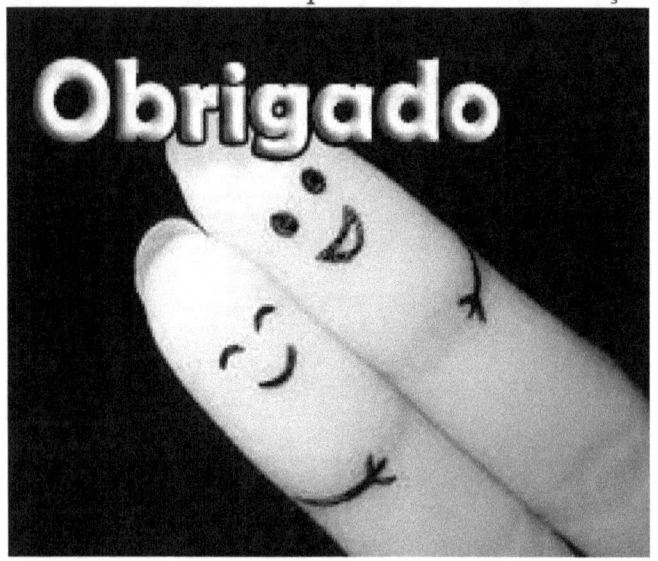

Finalmente, se você gostou deste livro, então eu gostaria de pedir-lhe um favor, você seria gentil o suficiente para deixar uma crítica para este livro na Amazon? Seria muito apreciada!

Obrigado e boa sorte!

CLIQUE AQUI PARA DEIXAR UMA REVISÃO

Ver mais livros de

ARNOLD YATES

Calisthenics: Guia Completo para o peso corporal exercício, obter o corpo que você quer em 30 minutos

Atkins Diet: perder peso e se sentir bem, contém dicas e Receitas

**Vou transformar sua imagem
dada a um produto de alta
qualidade.
Veja por si mesmo
Outro bônus especial para
você para a compra de meu
livro.
Tempo limitado de oferta!
Clique aqui para me enviar
sua imagem!**

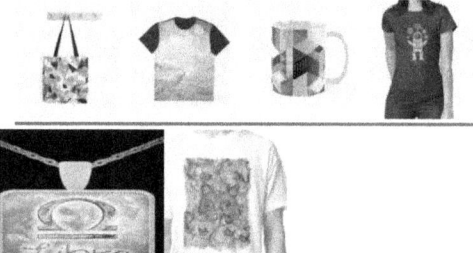

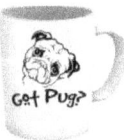

Só para dizer "obrigado" para a compra deste livro. Eu quero dar-lhe "6 Princípios para 6 pack abs" no valor de US $ 19,99.

Seu de graça

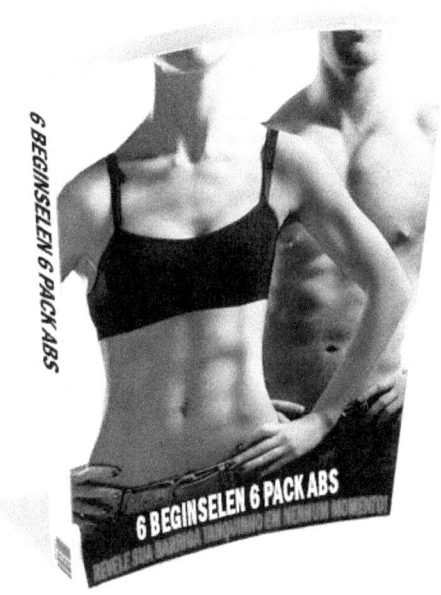

CLIQUE AQUI